DE L'ORCHITE

DITE MÉTASTATIQUE

ET

DE LA FIÈVRE TESTICULAIRE

DANS LES OREILLONS

PAR

F. SOREL,

MÉDECIN-MAJOR DE DEUXIÈME CLASSE.

PARIS

LIBRAIRIE DE LA MÉDECINE, DE LA CHIRURGIE ET DE LA PHARMACIE MILITAIRES

VICTOR ROZIER, ÉDITEUR,

75, RUE DE VAUGIRARD, 75,

près la rue de Rennes.

—

1877

DE L'ORCHITE

DITE MÉTASTATIQUE

ET

DE LA FIÈVRE TESTICULAIRE

DANS LES OREILLONS

PAR

F. SOREL,

MÉDECIN-MAJOR DE DEUXIÈME CLASSE.

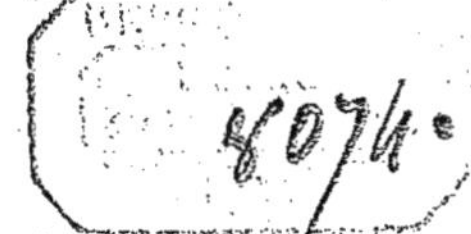

PARIS

LIBRAIRIE DE LA MÉDECINE, DE LA CHIRURGIE ET DE LA PHARMACIE MILITAIRES

VICTOR ROZIER, ÉDITEUR,

75, RUE DE VAUGIRARD, 75,

près la rue de Rennes.

1877

Imprimerie de J. Dumaine, rue Christine, 2.

DE L'ORCHITE

DITE MÉTASTATIQUE

ET

DE LA FIÈVRE TESTICULAIRE

DANS LES OREILLONS

Une petite épidémie d'oreillons régna sur le 2ᵉ bataillon de chasseurs du mois de février au commencement de mai 1876. Elle fut limitée au bataillon seul, et on n'observa, à Amiens, à cette époque, aucun cas soit d'oreillons, soit de fièvre éruptive.

Trente-cinq chasseurs furent atteints; mais nous ne nous occuperons que des quinze ayant présenté des accidents vers les testicules.

Parmi ceux-ci, trois furent atteints d'orchite sans oreillons, et 12 d'orchite succédant aux oreillons ou les accompagnant; ils se répartissent ainsi :

```
Orchite droite. . . . . . . . . . . . . . . . .  2 cas.
Orchite double. . . . . . . . . . . . . . . . .  1 —
Oreillon simple (gauche), orchite droite.  1 —
                        ( orchite droite. . . . .  3 —
Oreillons doubles { orchite gauche. . . .  6 —
                        ( orchite double. . . . .  2 —
```

Entre les oreillons et l'apparition de l'orchite, nous n'avons observé aucun rapport déterminé ; quand le testicule se prend, tantôt les oreillons sont à leur apogée, d'autres fois à leur déclin, quelquefois même disparus. Dans des cas rares, l'oreillon peut survivre à l'orchite, mais jamais il n'y a changement brusque, l'évolution est à la fois indépendante et simultanée.

Une tuméfaction plus considérable, l'induration des glandes sous-maxillaires, un sentiment plus prononcé de lassitude, peuvent faire craindre l'orchite, mais cela n'est pas constant.

Le plus ordinairement, la lésion du testicule et la fièvre sont congénères, mais parfois celle-ci précède l'orchite de plusieurs jours, comme nous le verrons plus loin. Voyons d'abord en quoi consiste cette lésion du testicule.

On admet généralement que l'orchite symptomatique des oreillons est parenchymateuse et que l'épididyme reste intact. Il n'en est pas ainsi, le plus souvent l'épididyme est même le premier atteint ; ce fait n'avait pas échappé à Trousseau (1).

La première sensation éprouvée par le malade est un peu de tension vers les testicules. On sent alors l'épididyme induré et le testicule légèrement tendu ; celui-ci augmente de volume rapidement, tandis que l'épididyme, une fois induré, reste stationnaire ou à peu près, de sorte que bientôt il n'est plus isolable et forme un point

____

(1) Trousseau, *Clinique médicale*, t. 1.

plus résistant sur la masse totale. Dès le second jour, dans la soirée, on ne perçoit plus qu'une masse globuleuse homogène. Il est cependant des cas, mais c'est là le plus petit nombre, où l'épididyme reste complétement intact.

L'accroissement du testicule est variable; il peut dépasser à peine son volume comme il peut devenir triplé.

Si le volume est modéré, le scrotum reste normal, à un degré plus élevé, il est tendu sur la tumeur avec ou sans changement de coloration; enfin, si le volume devient double, il s'œdématie, devient plus épais et il y a épanchement de liquide dans la vaginale. Cet œdème ne se produit guère avant le quatrième jour, quand le testicule a acquis tout son volume et commence même à diminuer.

Le volume maximum du testicule correspond dans le cas général à l'apogée de la fièvre; puis, celle-ci diminuant, le testicule est plus rénitent et devient bientôt mou et flasque. On perçoit à nouveau l'induration de l'épididyme surtout vers sa queue.

Si le scrotum a été œdématié, il n'est plus tendu; le doigt y laisse son empreinte à la pression, on sent la vaginale épaissie et contenant un liquide qui va en diminuant; il ressemble à une outre à demi pleine dont on peut faire glisser les parois l'une contre l'autre.

Le scrotum, dans sa partie correspondante au testicule resté sain, n'a subi aucune modification.

Ordinairement le testicule est indolore spontanément, certains malades ignorent la modification survenue. La douleur à la pression est faible et varie avec l'intensité de celle-ci. Le cordon est indolore aussi, il existe seulement un tiraillement léger avec sensation de pesanteur dans la station.

Il n'y a donc pas, à proprement parler, orchite, c'est là un état fluxionnaire actif avec épanchement intra-glandulaire, ce qui explique la tension du testicule et la destruction possible de ses éléments par compression. Quand la glande est volumineuse, il y a, en outre, épanchement extra-glandulaire déterminé par les difficultés de la circulation et caractérisé par la présence de liquide dans la vaginale.

Les caractères de la fièvre testiculaire ont été jusqu'ici passés sous silence ou méconnus. Wunderlich n'en fait pas mention dans son *Traité de la température dans les maladies.*

Le *Recueil des mémoires de médecine militaire*, riche en relations d'épidémies d'oreillons, est muet à cet égard. M. le médecin-major Jacob, dans une étude faite au point de vue clinique (1), trouve que le cycle fébrile ne peut être saisi de façon à lui assigner un type quelconque.

Carpentier et Debize, dans leur relation d'un cas recueilli dans le service de M. Empis, où la température avait été notée, n'ont pas vu la marche caractéristique de la fièvre dans l'orchite oreillarde (2).

Des tracés obtenus, en recherchant l'action sur la fièvre

---

(1) In *Recueil de mémoires de médecine militaire*, novembre 1875.
(2) Thèses de Paris, 1869.

du jaborandi préconisé par notre collègue M. Czernicki, nous mirent sur la voie.

On trouve pour cette étude des conditions exceptionnelles dans une infirmerie régimentaire, tous les cas d'une même épidémie peuvent y être observés dès les premiers symptômes et suivis autant qu'il est besoin.

Malgré certaines lacunes dans nos tracés par suite d'hésitations au début de notre exploration, d'exigences de service, et du petit nombre de nos cas, une grande variété dans la symptomatologie nous a permis d'obtenir des résultats intéressants.

Dans nos deux cas d'orchites uniques sans oreillons, la mensuration thermique n'eut pas lieu, ils se présentèrent au début de l'épidémie. Nous les avons notés apyrétiques, cependant nous ne serions pas étonné qu'il y ait eu fièvre légère avec défervescence au cinquième jour comme dans les autres cas que nous allons étudier. Quant au cas d'orchite double, il se comporta comme ceux nés avec oreillons.

Avant l'apparition de l'orchite, quand l'oreillon existe seulement, la température est ou normale, ou abaissée de quelques dixièmes de degré. Ainsi donc, *l'oreillon isolé donne souvent lieu à un abaissement de la température normale de 3 à 5 dixièmes de degré.*

D'après nos douze observations d'orchite avec oreillons, il ressort que la fièvre existe toujours dans ce cas; si bien qu'un peu de chaleur à la peau nous donnait l'éveil sur une rchite présente dans la plupart des cas, ou prochaine.

La fièvre naît peu à peu, progressivement, sans être précédée d'un frisson unique ou d'une série de petits frissons ; elle s'accompagne d'anorexie, de soif et d'abattement ; l'intelligence est paresseuse, mais nette ; le sommeil conservé sans rêvasseries ; rarement il y a de la céphalalgie ou des vomissements, la langue est blanche, saburrale. La température arrive rarement à 40 degrés et deux fois la défervescence fut suivie d'épistaxis.

Aussitôt la fièvre tombée, l'appétit renaît et il ne reste qu'un état de lassitude parfois assez prolongé.

Le caractère propre de la fièvre dans l'affection qui nous occupe, comme nous l'allons voir en l'étudiant dans ses éléments, est d'avoir une marche cyclique qui domine l'état local ; il y a bien une certaine corrélation entre la fièvre et l'état local, mais non concordance intime. Elle peut précéder toute manifestation vers les testicules ; une élévation thermique plus considérable ne correspond pas à un état local plus accentué, et l'orchite double modifie à peine sa marche. La fièvre tombée, la maladie est terminée, bien que l'évolution de l'état local ne soit pas complétement achevée. Ainsi : *un état fébrile à marche cyclique déterminée accompagne ou précède l'orchite symptomatique des oreillons.*

La fièvre ne se comporte pas identiquement dans tous les cas d'orchite ; sa défervescence a lieu au cinquième jour, et dans d'autres cas au septième jour, et les tracés présentent alors un type différent ; les cas où la fièvre naît d'abord se rapportent au type de la défervescence au septième jour. Pour base de notre exposé, nous prendrons la défervescence :

1° La défervescence est complète le cinquième jour.

La fièvre naît avec les premiers symptômes locaux.

OBSERVATION Ire. — Hamon, jeune soldat, 1re comp., aurait eu vers le 19 avril un oreillon double, léger, fugace. Le 21, après une marche, il est pris la nuit de céphalalgie avec vertiges, et abandonne son lit sans en avoir conscience. Le 22 avril, au matin, apyrexie et lassitude. Ce n'est que le 25 que le testicule gauche est pris, l'épididyme est induré. Fièvre, T. 38,2, P. 72. Le 26, oreillon à droite, le testicule a augmenté de volume. Le 27, maximum de tension et apogée de la fièvre, le scrotum reste intact. Le 28, l'oreillon est disparu. La défervescence commencée est achevée le 29 ; à ce moment, testicule mou, épididyme induré. Le 1er mai, testicule normal, il se maintient ainsi. Fièvre typhoïde le 13 novembre.

	Matin.		Soir.			Matin.		Soir.	
25,	»		38,2	72	28,	37,2	72	37,4	60
26,	38,4	84	39,5	84	29,	37,1	60	36,8	54
27,	38,7	80	39,7	90					

Nous ferons remarquer dans cette observation les accidents insolites du début et, si l'on ne tenait pas compte des oreillons fugaces accusés par le malade, on croirait avoir affaire à un cas ou l'orchite aurait précédé l'oreillon.

OBSERVATION II. — Marpeaux, chasseur à la 2e comp., 2e année de service, ressent le 6 avril une gêne vers la mâchoire, avec otalgie légère à gauche ; le soir, tuméfaction de la région. Le 7, oreillon double, mais très-léger à droite ; apyrexie. Le 9 avril, les sous-maxillaires sont indurées, la tuméfaction est surtout prononcée vers la sous-maxillaire gauche. Le 10, la fluxion est moindre, et l'on constate l'induration avec augmentation de volume de la parotide gauche. Dans la journée, fièvre, le testicule est tendu, l'épididyme induré ; le 11, on administre 5 grammes de jaborandi en infusion. Le lendemain, 12 avril, le testicule a augmenté de volume, le scrotum est tendu sur la tumeur. Le 13, la défervescence est commencée. Le 14, au matin, apyrexie, testitule mou, épididyme induré. Les oreillons sont disparus, mais il persiste un peu d'œdème à l'angle de la mâchoire inférieure à gauche, et la glande sous-maxillaire est indurée. Le 17, il reste encore un léger empâtement de cette région, mais la glande est diminuée ; le testicule est normal et persiste ainsi. Le 15 janvier 1877, abcès sous-pectoral.

	Matin.	Soir.			Matin.	Soir.
11,	38,8 70	39,6 92		13,	37,4 62	37,8 72
12,	38,8 80	39,4 84		14,	36,6 56	36,2 56

Dans cette observation, la température du troisième jour fut à peu près égale à celle du deuxième.

OBSERVATION III. — Bouyer, chasseur à la 1re comp., 2e année de service, ordonnance d'officier, est atteint d'un oreillon à droite, le 16 avril, sans malaise précurseur ; cet oreillon disparaît le 21. La température, pendant cette période, oscilla entre 37,2 et 37,4. Le 22, dans l'après-midi, fièvre et tension du testicule droit, apparition d'un nouvel oreillon à gauche ; l'épididyme est induré. Le 25, défervescence, oreillon léger à droite ; le gauche est plus prononcé. Le 26, apyrexie, testicule flasque, épistaxis. Les oreillons augmentent après chaque repas. Le 30, plus de traces d'oreillons, le testicule reste plus mou et un peu plus petit. Fièvre typhoïde, le 30 juillet.

	Matin.	Soir.			Matin.	Soir.
22,	»	37,4 80		25,	37,8 74	38,1 74
23,	38,4 80	38,8 80		26,	37,4 60	36,8 60
24,	37,7 72	39,2 72		27,	36,5 72	36,2 64

Ici se présente un fait anormal : la rémission matinale du troisième jour est très-prononcée, et l'abaissement de la température au-dessous de 37 degrés n'a lieu que le cinquième jour dans la journée, pour se continuer le sixième jour.

Ces trois cas et un autre que nous retrouverons plus loin

(obs. XII) procèdent d'un même type, que caractérise le tracé suivant.

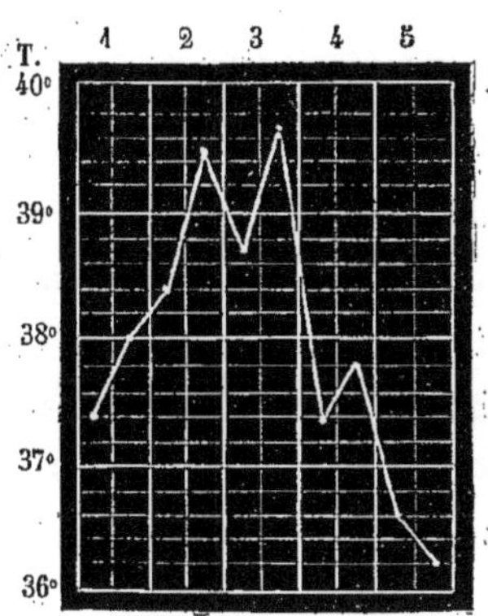

La ligne ascensionnelle est continue le premier et le second jour, mais l'accroissement de température est moindre du soir au lendemain matin que dans la même journée du matin au soir ; le degré thermique atteint se rapproche de 39,5.

Le troisième jour au matin, on constate une rémission qui reproduit à peu près la température de la veille à la même heure, et qui, dans notre dernière observation, lui a été inférieure. Le soir, le fastigium est atteint, la température, un peu supérieure à celle de la veille, dépasse en général 39°,5.

Il n'y a pas de période d'état.

Le quatrième jour, au matin, la défervescence est déjà prononcée, la chute est de un degré à un degré et demi depuis la veille au soir, parfois de deux degrés. La température est ainsi inférieure à celle du matin précédent. Le soir, la ligne thermique remonte de deux à trois dixièmes de degrés.

Le cinquième jour au matin, le thermomètre marque moins de 37 degrés et l'abaissement se continue dans la journée. Cependant la température de 37 degrés peut n'être atteinte que dans la journée même du cinquième jour.

Nous avons dit que l'oreillon isolé était apyrétique; un de nos cas a fait exception, les glandes sous-maxillaires furent seules atteintes et la fièvre évolua suivant le type que nous étudions avec défervescence au cinquième jour (1).

2° La défervescence est complète au septième jour.

Trois modes se présentent alors :

a) La fièvre est congénère de l'orchite ;

b) La fièvre précède l'orchite ;

c) L'orchite devient double.

Dans ces trois groupes de faits, la fièvre procède d'après un même type, mais la physionomie de la maladie reçoit quelques modifications.

a) La fièvre est congénère de l'orchite.

C'est là le cas le plus fréquent.

OBSERVATION IV. — Fouillet, jeune soldat à la 3ᵉ comp., ressent, le 3 avril au soir, un peu de gêne à la mastication avec malaise général. Le 4, au matin, légère tuméfaction à droite ; le 5, oreillon double, léger

---

(1) Rilliet a observé des faits semblables dans l'épidémie de Genève (*Gaz. méd. de Paris*, 1850).

à gauche, volumineux à droite, où il est surtout prononcé vers la sous-maxillaire. Le 6 avril, épididyme induré, testicule gauche un peu tendu, fièvre modérée, les glandes sous-maxillaires sont indurées, et la face est déformée par une tuméfaction qui, descendant des régions parotidiennes, recouvre les angles de la mâchoire, se rejoint au devant du cou sous le plancher de la bouche et efface le menton. Le 7, testicule tendu, augmenté de volume, fièvre plus vive. Le 8, les oreillons diminuent, le testicule est plus que doublé de volume, l'épididyme forme un point plus résistant, le scrotum tendu s'œdématie.

Le 9, l'œdème péri-maxillaire a augmenté, le scrotum est tuméfié. Le 10, oreillons à peu près disparus, il ne reste qu'un peu d'œdème vers la sous-maxillaire droite, le testicule est rénitent, la fièvre moindre. Apyrexie le 11, vomissements dans la journée, oreillons disparus, les sous-maxillaires sont indurées; scrotum œdématié, testicule mou, épididyme induré plus volumineux.

Le 16 avril, état à peu près normal, mais le testicule reste d'une façon permanente plus petit et plus mou. Etat abaissé de la température prolongé. Fièvre typhoïde le 27 mai. *Le testicule droit devient peu à peu plus volumineux.*

	Matin.			Matin.		Soir.	
6,	37,5	76	11,	38,1	84	38,4	84
7,	38,6	86	12,	36,5	66	35,8	74
8,	39,4	88	13,	36,3	66	35,8	64
9,	39,5	100	14,	36,4	60	-36,0	50
10,	39,0	96	15,	35,8	52	36,2	48
			16,	36,0	44		

Nous allons trouver dans l'observation suivante la même marche, avec défervescence au septième jour et état d'hypothermie consécutif. Cette fois nous l'avons notée jusqu'à la réapparition de la température normale.

OBSERVATION V. — Gazengel, jeune soldat à la 4ᵉ comp., se refroidit à l'exercice du 17 mars. Le lendemain, céphalalgie frontale et sus-orbitaire, gêne à la mastication, et otalgie légère à gauche; dans la journée, oreillon léger de ce côté. Le 19 mars, oreillon à droite, qui reste faible et disparaît le 22 mars. Le 24 au matin, céphalalgie plus vive, fièvre et orchite à gauche; l'oreillon disparaît dans la journée. Le 25, testicule augmenté de volume, jaborandi, 4 grammes en infusion. Néanmoins, le 26, le testicule est encore augmenté, scrotum tendu, luisant; nouvelle dose de jaborandi portée à 5 grammes. Etat stationnaire du testicule le 27, céphalalgie disparue. Le 28, testicule rénitent, mou le 29. Apyrexie le 30.. Il reste un état hypothermique avec diminution des forces, qui persiste jusqu'au 10 avril. Le testicule est resté plus petit et plus mou.

26 mars,	soir	40,2	98		5 avril,	36,6	60
27,		39,2	88		6,	36,5	60
28,		38,5	80		7,	36,7	64
29,		37,6	54		8,	36,8	64
30,		36,6	60		9,	36,5	64
31,		36,3	52		10,	37,2	64
1er avril,		36,2	56		11,	37,0	64
2,		35,7	48		12,		
3,		35,8	60		13,		
4,		36,0	48		14,		

Nos tracés sont incomplets dans ces deux cas au point de vue des températures vespérales; pour établir les tracés types de la défervescence au septième jour, nous avons dû nous aider d'autres observations incomplètes aussi relatées plus loin, et surtout du tracé de l'observation IX, étudiée du commencement à la fin.

La période d'augment est marquée par une ligne ascensionnelle continue les trois premiers jours, avec augmentation de près de un degré dans la même journée, du matin au soir, et élévation moindre du soir au lendemain. Le second jour, il peut même se présenter une légère rémission matinale.

Le fastigium est atteint le troisième jour au soir, il arrive
rarement à 40 degrés. La défervescence s'accuse le quatrième jour au matin, ou bien, comme le montre le tracé
ci-joint, il y a une quasi période d'état ; l'abaissement du
matin reste un peu au-dessus de la température matinale
de la veille, et le soir le fastigium est à peu près reproduit ;
il existe ainsi une courte période stationnaire les troisième
et quatrième jours.

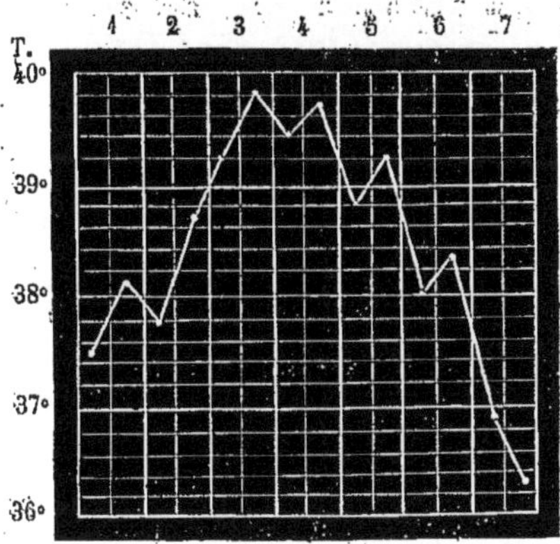

Si, au contraire, la période du déclin est déjà commencée
le quatrième jour, on a, comme dans le tracé suivant, un
abaissement plus prononcé le matin, le degré obtenu est
moindre que le degré de la veille à même heure et l'exacerbation vespérale, qui est de deux à trois dixièmes de degré,
s'éloigne du fastigium.

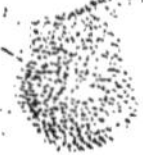

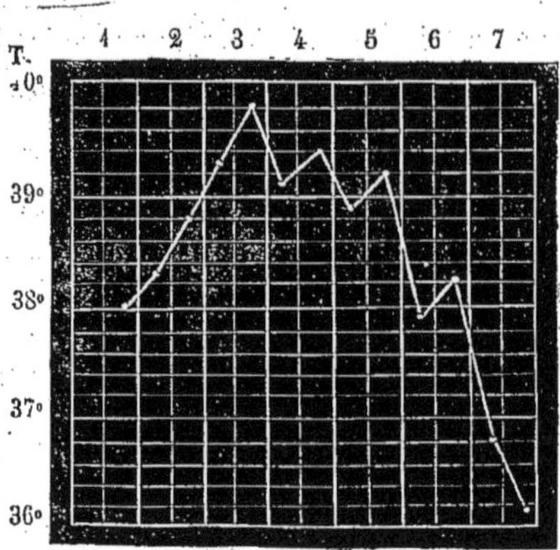

Dans les deux cas, le cinquième jour au matin la défervescence s'accentue, et le degré obtenu est à peu près le même,
un peu inférieur à 39°, seulement l'écart du soir du quatrième jour au matin du cinquième jour est un peu plus
prononcé, s'il y a eu période d'état, il est de six à sept
dixièmes de degré ; tandis qu'il n'est que de quatre à cinq
dixièmes, la défervescence étant déjà prononcée le quatrième jour. Dans la soirée, il y a une légère élévation de
température.

Le sixième jour au matin, le déclin s'accentue ; il est de
près de un degré ou un peu plus, mais la température n'est
guère de beaucoup inférieure à 38°. Dans la journée, nouvelle exacerbation légère.

Le septième jour au matin, la température a baissé depuis
la veille au soir de un degré et demi à deux degrés ; elle est
inférieure à 37° en général, et l'abaissement continue dans
la journée.

La défervescence péut se faire comme le montre le tracé ci-dessous, suivant un mode un peu différent. Les écarts de température d'un jour à l'autre et les exacerbations vespérales sont plus prononcés, de sorte qu'au troisième jour la rémission du matin atteint presque 38°, et celle du sixième jour est inférieure à ces chiffres de cinq à six dixièmes de degré. On remarquera aussi que les exacerbations du soir sont de plus en plus prononcées, et le tracé en escalier.

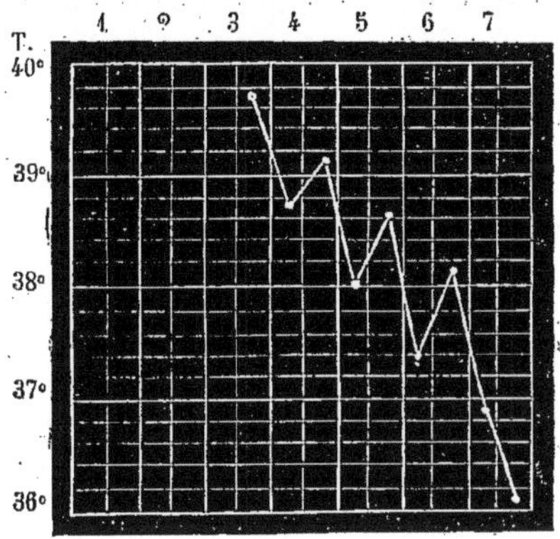

Etat du pouls. — Le pouls suit d'une façon générale la température, le maximum de ses pulsations correspond au fastigium thermique, elles diminuent quand la fièvre baisse et sont inférieures aux chiffres de 60 dans l'hypothermie.

Le nombre des pulsations dépasse rarement 100, et, dans le cas où la température arrive à un abaissement de 35°,5, le pouls ne bat plus que 44 à 48 fois à la minute. Dans l'observation IV, il s'est présenté un phénomène particulier

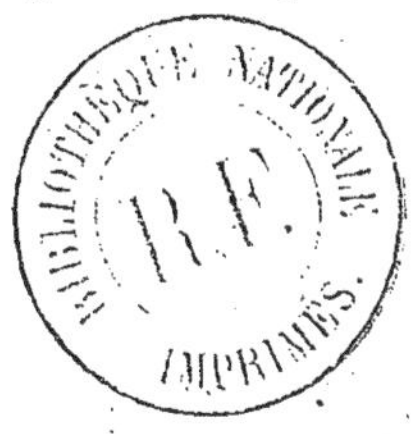

d'intermittence, il se faisait tous les 3 ou 4 pulsations un silence égal en durée à la valeur de l'une d'elles. Le moindre mouvement exagère le nombre des pulsations, il faut noter le pouls au repos absolu. Il conserve ses qualités générales, il est peut-être un peu plus facilement dépressible.

b) La fièvre précède l'orchite.

Ce sont là des cas où le diagnostic peut devenir embarrassant, quand un oreillon fugace, ignoré du malade, a disparu au moment où naît la fièvre, et que le médecin lui-même n'a pas connaissance de cas d'oreillons dans le voisinage ; en général, en moins de quatre jours, le diagnostic est fixé par l'apparition de l'orchite.

OBSERVATION VI. — Poupon, 4ᵉ comp., dans sa troisième année de service, est pris de froid à l'exercice du 17 mars. Le 18, malaise peu défini ; le 19 au matin, œdème ante-parotidien double, ayant débuté à gauche ; le 20, l'œdème gagne la région parotidienne, sans donner lieu toutefois à l'aspect habituel de l'oreillon. Le 21, l'œdème disparaît dans la journée.

Le 22 mars, fièvre vive, qui augmente le 23 ; aucun symptôme du côté des testicules. Le 24, au matin, le testicule droit est augmenté de volume, l'épididyme semble intact, scrotum normal. Le 26, défervescence, testicule moins tendu. Apyrexie le 28, T. 36, P. 60. Le testicule est normal le 1ᵉʳ avril et reste ainsi, et le thermomètre est remonté à 37° ; fièvre typhoïde le 9 juillet, à laquelle il succomba le 9 août.

OBSERVATION VII. — Deprès, chasseur à la 1ʳᵉ comp., dans sa deuxième année de service, est pris de malaise le 3 mai au soir. Le 4 mai, oreillon à droite, fièvre ; celle-ci augmente le 6, et un second oreillon apparaît à gauche. Ce n'est que le 8 mai, quand la température fébrile a commencé à baisser, que le testicule gauche devient tendu ; cet état est tout à fait passager, l'épididyme reste intact, et, dès le lendemain, la tension est moindre ; en même temps disparaissent les oreillons. Le 10, testicule, presque normal, guéri le 12, et n'ayant éprouvé aucun changement de volume ou de consistance dans la suite. Le 13 mai, Deprès reprend son service.

	Matin.	Soir.		Matin.	Soir.
4,	»	37,6	9,	38,2 58	37,8 60
5,	37,7 60	37,8 62	10,	37,7 60	»
6,	38,0 70	38,6 70	11,	37,3 66	»
7,	38,9 60	»	12,	36,8 60	»
8,	38,3 64	38,6 64			

La lésion retardée du testicule n'a modifié en rien la chute de la fièvre au septième jour. La tension éprouvée par le testicule est alors tout à fait passagère, peu accentuée, aussi voyons-nous dans ces deux cas le testicule revenir complétement à son premier état.

Dans l'observation VII, le testicule n'est atteint que lorsque va se prononcer la défervescence. Il reste un peu d'obscurité sur la marche de la fièvre dans ce cas. L'hypothermie est venu un peu tard au neuvième jour, et nous nous étions demandé s'il fallait voir là un mode particulier de défervescence au neuvième jour; mais d'autres cas s'étant présentés où la température normale de 37,5 ne s'abaisse pas, nous rattachons cette observation au type précédent, en considérant la défervescence comme accomplie le 10, au septième jour. De nouvelles recherches peuvent seules trancher la question.

Ainsi : *dans l'orchite unique, l'apparition de la fièvre avant la lésion du testicule ne modifie pas le type de celle-ci, et la déférvescence a lieu au septième jour*. Plus loin, nous verrons que, d'après une observation de Rilliet, l'orchite double née au quatrième jour de la fièvre n'a pas empêché la déférvescence au septième jour.

c) L'orchite devient double.

La fièvre évolue encore d'après le type précédent avec une petite modification au cinquième jour, et la déférvescence est complète au septième jour.

OBSERVATION VIII. — Thévenin, caporal à la 2e comp., dans sa deuxième année de service, ressent, le 25 mars au soir, de la gêne en ouvrant la mâchoire; le 27, tuméfaction de la région parotidienne gauche; le 28, oreillon double, léger. Le 29, dans la journée, sensation diffuse vers le testicule gauche. Le 30 mars, au matin, oreillon droit disparu; le testicule est tendu, fièvre. Le 1er avril, intensité maximum, le scrotum reste intact. Le 2, plus d'oreillons, fièvre moindre, testicule rénitent. Le 3 avril, fièvre plus vive sans modifications dans l'état local, mais, dans la journée, le testicule droit est pris. Cet état est passager : déférvescence le 4, et testicule moins tendu. Apyrexie le 5, épistaxis, testicule mou. Le 6, testicule gauche normal; le 8, guérison du droit; aucune modification ultérieure.

30 mars,	soir 37,6	60		4,	39,2 88
31,	38,5	74		5,	37,5 72
1er avril,	39,6	92		6,	37,5 88
2,	38,6	76		7,	37,5 64
3,	39,0	84			

Nous rapprochons de cette observation la suivante, bien qu'il n'y ait pas eu orchite double. Les accidents cérébraux survenus au troisième jour, avec nouvelle tension du testicule atteint, ont donné lieu à une marche identique de la fièvre, et comme les températures de cette observation sont complètes, elles éclairent d'autant le tracé de l'observation précédente, où les températures du soir font défaut.

OBSERVATION IX. — Lhérisson, jeune soldat à la 6ᵉ comp., ressent du malaise le 9 avril au soir ; le 10, gêne à la mastication et douleur vers l'oreille avec boursouflure de la région parotidienne à droite. Le 11, oreillon double peu volumineux. Du 11 au 14, température au-dessous de la normale. Le 12, oreillons moindres, augmentés à nouveau le 13, avec induration de la sous-maxillaire droite ; la gauche est atteinte le lendemain.

Le 15, au matin, la saillie de la mâchoire est effacée par l'œdème, fièvre, testicule gauche tendu, épididyme induré. Le 16, œdème moindre ; sous-maxillaires indurées, testicule augmenté de volume, le scrotum reste intact. Le 18, fièvre moindre, plus d'œdème, testicule rénitent.

Mais, dans la nuit du 18 au 19 avril, agitation, inquiétude, peut-être délire léger, vomissements et épistaxis. Le 19, au matin, le testicule est de nouveau tendu, les sous-maxillaires sont redevenus perceptibles, la fièvre est plus vive. Le 20, état calme, défervescence, diminution du testicule. Le 21, apyrexie, le testicule conserve son volume normal, mais est moins consistant.

Erythème œdémateux des jambes le 3 juin, avec anémie. Le 21 septembre, incontinence nocturne d'urine qui ne se termine pas ; il part en congé de convalescence à la fin de novembre (1).

	Matin.	Soir.		Matin.	Soir.
11 avril,	36,5 62	»	17,	39,1 90	39,7 102
12,	36,7 70	»	18,	39,0 100	39,2 106
13,	37,0 80	36,8 64	19,	39,5 100	39,7 88
14,	36,7 64	37,0 68	20,	38,3 86	38,5 88
15,	37,5 74	38,0 74	21,	37,0 78	36,5 60
16,	37,9 72	38,8 92	22,	36,7 60	

(1) Cette incontinence était simulée.

Dans cette observation, la température a été prise du début des oreillons à l'apparition de l'orchite. Mais ce qu'il y a surtout de remarquable, c'est qu'au cinquième jour des accidents nerveux indéterminés et une tension nouvelle du testicule remplacent l'orchite double.

Dans l'observation VIII, le fastigium semble se produire le sixième jour seulement, mais il faut faire attention que nous n'avons que les températures du matin et que l'acmé de la fièvre a eu lieu le cinquième jour au soir.

Le tracé obtenu a pour générateur le tracé type de la défervescence au septième jour. Le fastigium est atteint le troisième jour, et la défervescence commence au quatrième avec un changement dans la tension du testicule; mais le cinquième jour, au matin, au lieu d'une rémission on trouve une élévation de la ligne thermique, et le second testicule est pris à son tour sans que la rétrocession du premier soit en rien modifiée. Le soir, on trouve un nouveau fastigium égal ou à peu près au premier.

Le sixième jour, au matin, la défervescence est accentuée, la différence d'avec la veille au soir dépasse un degré, et après une exacerbation vespérale légère, il se fait du soir au matin du septième jour un abaissement de près de deux degrés, qui conduit à l'apyrexie. L'abaissement se continue dans la journée.

Le tracé suivant met en relief ce fait que la marche de la fièvre subit seulement une modification au cinquième jour.

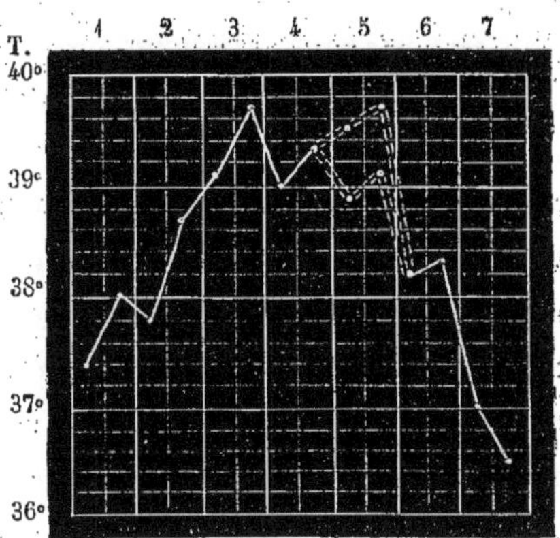

Dans le cas que nous avons observé d'orchite double sans
oreillons, la marche fut identique.

D'après une observation du mémoire de Rilliet (1) et
deux autres rapportées par Czernicki (2) et Juloux (3), l'orchite peut devenir double dans la même journée. Nous ne
savons quelles modifications sont apportées alors au tracé,
mais, dans les cas rapportés par Rilliet et Juloux où l'état
fébrile est noté chaque jour, la défervescence est complète
au septième. Bien plus, le sujet observé par Rilliet prend
cette orchite double au quatrième jour de la fièvre seulement, et néanmoins la défervescence n'est pas retardée.
Nous avons là la confirmation de nos observations. Nous
concluons donc que; *dans l'orchite double, le tracé fébrile
subit une légère modification, mais la défervescence a lieu*

---

(1) *Loc. cit.*

(2) *Recueil de médecine militaire*, janvier 1876.

(3) *Idem*, septembre 1876.

néanmoins au septième jour. (Certains accidents, encore indéterminés, peuvent donner lieu à une marche identique de la fièvre).

Nous devons cependant signaler un fait isolé dont la signification nous échappe aujourd'hui. Dans les cas précédents il y a, si l'on peut s'exprimer ainsi, orchite sub-intrante ; chez un de nos malades, une orchite succéda à l'autre, la seconde n'apparut qu'après la disparition de la première, et l'orchite fut successive. La durée du cycle fébrile fut doublée, la défervescence ne fut achevée qu'au quatorzième jour, mais le tracé obtenu reste obscur pour nous, d'autant plus que certaines températures du soir font défaut.

OBSERVATION X. — Busnel, jeune soldat à la 3ᵉ comp., se sent mal à l'aise à l'exercice du 25 avril. Le 26, il présente un oreillon à gauche, double le lendemain, mais le premier plus volumineux ; il existe de la fièvre le 27, et nous trouvons le testicule gauche tendu mais indolore ; le malade ignorait l'état local, l'épididyme est induré. Le 28, l'oreillon gauche augmente et l'œdème gagne la chaîne des ganglions cervicaux, la parotide droite est indurée, le testicule est peu volumineux, le scrotum est intact. Le 29, œdème moindre, mais la parotide droite fait saillie. Le 30, testicule rénitent.

Le 1ᵉʳ mai, la parotide diminue, plus d'oreillon à gauche, le testicule est mou, mais la fièvre persiste. Elle augmente même le 2 mai, sans changement dans l'état local. Le 4 mai, testicule normal, parotide diminuée, mais toujours indurée, fièvre vive.

Le 5 mai, le testicule droit est atteint, épididyme induré, le scrotum reste intact. La tension du testicule est passagère, il est rénitent le 6 mai, et la fièvre baisse. Le 7 mai, la parotide est intacte. Apyrexie le 10 mai au quatorzième jour de la fièvre, le testicule droit est normal le 13 mai. Epanchement pleurétique à droite le 25 juin.

	Matin.	Soir.		Matin.	Soir.
27 avril,	»	38,7 110	4,	39,3 80	39,2 80
28,	38,5 100	39,2 100	5,	39,8 92	39,9 84
29,	38,5 86	38,8 92	6,	39,2 88	39,0 80
30,	38,1 84	38,3 86	7,	38,1 84	38,6 84
1er mai,	37,8 84	»	8,	37,8 68	38,4 76
2,	39,0 92	39,3 92	9,	37,0 74	38,1 70
3,	39,0 96	»	10,	36,8 58	

Les testicules demeurent intacts.

La défervescence a été progressive avec écarts journaliers
de plus en plus grands, et le tracé de la période de déclin
est en escalier. Le second testicule fut atteint au neuvième
jour de la fièvre après guérison du premier, mais la fièvre
était déjà augmentée au sixième ; la défervescence fut pro-
longée et dura cinq jours.

Les observations IV, V, VI et XI montrent qu'une période hypothermique peut succéder à la défervescence. En
général, au quatrième ou cinquième jour, la température
est revenue à la normale ; mais dans l'observation V, où le
malade fut examiné à ce point de vue, la température resta
pendant onze jours au-dessous de la normale. Dans certaines observations, l'abaissement de la température au-dessous de 37° a fait défaut. *Une période plus ou moins pro-
longée, où la température reste abaissée au-dessous de la
normale, succède souvent à l'orchite dans les oreillons.*

La fièvre tombée, le testicule revient à l'état normal au
bout de trois à cinq jours, ou bien conserve un changement
permanent de volume et de consistance. Nous n'avons
pas observé l'atrophie réelle, parfois le testicule est seulement diminué, d'autres fois il a son volume, mais possède
une consistance moindre ; ces deux états peuvent coexister.

Chez un de nos malades, l'épididyme est resté induré, et le testicule lui est accolé comme une poche kystique fluctuante. Au moment de la sortie du malade, une tension passagère peut faire croire à la guérison, il faut revoir ses malades plus tard, mais Juloux a été trop loin en admettant une atrophie progressive et nécessaire (1). Nos malades, revus à la fin de décembre, nous donnent les résultats suivants :

1° Orchite sans oreillons, 3 cas, un seul revu (orchite simple). Atrophie.
2° Orchite avec oreillons, 12 cas.

Orchite, volume doublé, scrotum œdématié	2	Atrophié,	2
— volume presque double, scrotum luisant	3	—	2
— augmenté, scrotum tendu	3	—	2
— léger, scrotum intact	4	—	»

Nous nous sommes expliqué plus haut sur le mot *atrophie*. D'après la marche de la fièvre, nous obtenons :

La fièvre a précédé l'orchite	2	Atrophie, néant.	
Fièvre congénère de l'orchite, tombée au 7ᵉ jour.	4	—	4
— — tombée au 5ᵉ jour.	4	—	2.
Orchite double.	2	—	néant.

Il semblerait donc que, dans le cas où la fièvre précède l'orchite, la tension du testicule durant à peine, celui-ci recouvre ses propriétés normales.

Il en serait de même dans l'orchite double, où la tension du second testicule est bien faible, et où ni l'un ni l'autre ne sont très-volumineux. C'est surtout dans les cas où le volume du testicule est considérable et le scrotum œdématié

____

(1) *Loc. cit.*

ou rouge luisant, avec défervescence au septième jour, que se produit l'altération de volume et de consistance de la glande.

Notre distingué confrère, M. Czernicki, croyant à une métastase sur le testicule, a employé le jaborandi pour exciter la sécrétion des glandes salivaires, et il aurait réussi à faire rétrocéder rapidement les testicules (1).

Observons que, dans une affection où le cycle est défini, comme le démontrent nos observations et dont la durée peut n'être que de cinq jours, toutes les médications enregistreront des succès brillants, il suffit de donner les médicaments au troisième jour quand la défervescence naturelle va se faire. C'est là ce qui est arrivé pour M. Czernicki ; chaque fois qu'il donne le jaborandi dans la période d'augment, il éprouve un insuccès ; il renouvelle la dose, arrive ainsi au déclin naturel, et le succès est obtenu. Le jaborandi est un excellent médicament qui, en moins d'une demi-heure, produit les effets de sudation et de salivation demandés, mais cette médication ne peut rien contre une affection à marche fatalement cyclique. Dans les observations de M. Czernicki, elle ne prévient pas l'orchite double et ne pouvait le faire. Dans l'observation citée de Rilliet, la saignée n'abrége pas la durée de la maladie.

Le jaborandi est-il plus efficace contre l'atrophie consécutive ? hélas ! non. M. Czernicki est tombé sur une série heureuse ; nous avons employé le jaborandi quatre fois, et trois

---

(1) *Loc. cit.*

fois l'atrophie s'est produite néanmoins. Nous avions donné le médicament à une dose plus forte que notre collègue.

. Le jaborandi a peu d'action sur la température fébrile, parfois il précipite sa marche ascensionnelle, d'autres fois, l'action est nulle ou tout à fait passagère ; le pouls voit toujours augmenter le nombre de ses pulsations.

Voici deux observations : dans la première, où la défervescence naturelle avait lieu au septième jour, le jaborandi donné dans la période d'augment, comme dans les observations précédentes, II et V, est resté sans action. Dans la seconde, où la défervescence eut lieu le cinquième jour, le jaborandi donné le jour de l'acmé et le suivant, veille de l'apyrexie naturelle, eût pu faire croire à un succès, si l'étude thermique ne nous avait montré que c'était là un des modes de la maladie de se terminer au cinquième jour.

OBSERVATION XI. — Bouillet, chasseur à la 4ᵉ comp., deuxième année de service, est mal à l'aise les 21 et 22 mars. Le 23, au matin, oreillon léger à gauche. Le 24, fièvre, le testicule droit est tendu ; cet état est ignoré du malade ; épididyme intact. Le 25, jaborandi, 4 gram. Le 26, le testicule est encore augmenté de volume, jaborandi, 5 gram. Le 27, oreillon disparu à droite, mais sous-maxillaire indurée, empâtement à l'angle de la mâchoire de ce côté, même état du testicule. Le 28, testicule rénitent, fièvre moindre. Le 29, testicule mou, le scrotum est resté intact, apyrexie dans la journée seulement, induration de la sous-maxillaire jusqu'au 1ᵉʳ avril ; testicule plus petit, mais de consistance à peu près normale.

OBSERVATION XII. — Marchand, jeune soldat à la 2ᵉ comp., ressent de la douleur vers les oreilles, le 19 mars ; le 20, dans la journée, oreillon à gauche, puis à droite. Le 21, tuméfaction effaçant les angles

de la mâchoire et le menton, gagnant les côtés du cou; apyrexie, pas
d'albumine dans les urines. Le 22, œdème moindre. Le 23, fièvre,
orchite à droite; même état le 24, les oreillons persistent. Le 25, plus
d'oreillons, fièvre vive, testicule volumineux, scrotum œdématié; jaborandi, 4 grammes; amélioration. Le 26, nouvelle dose de jaborandi.
Le 27, testicule mou, apyrexie. État d'hypothermie consécutif; le
2 avril, T. 35,5. La température revient à 37° le 5 avril, au neuvième
jour de l'apyrexie. Le testicule présente l'épididyme induré, surtout à
la queue, et la glande est flasque.

Il nous reste à dire quelques mots de la nature de l'affection. Nous croyons, avons-nous déjà dit, à la nature fluxionnaire des accidents locaux, aussi bien des glandes salivaires
que du testicule, et nous n'avons observé aucun phénomène
de métastase; oreillons et orchites sont les produits d'une
même affection générale, ils évoluent simultanément avec
une certaine indépendance relative, et donnent lieu dans
leurs rapports à toutes les combinaisons possibles.

Encore moins, comme l'a enseigné Béhier (1), y aurait-il
coïncidence de deux états dus au froid, car tout démontre
une affection générale, la fièvre peut en être la première manifestation et l'orchite apparaît souvent longtemps après les
oreillons. M. le médecin-major Jacob a fait jouer un certain
rôle aux courants d'air; pour nos malades, dont la position
a été notée, la majorité était éloignée des portes et fenêtres.
Du reste, dans la vie des soldats, le courant d'air est à l'état
permanent (2).

---

(1) Béhier, leçon publiée dans le journal *l'Ecole de médecine*, janvier 1876.
(2) Jacob, *loc. cit.*

Il n'y a non plus aucune relation entre la fièvre typhoïde et les oreillons : 6 de nos malades furent peu après atteints de fièvre typhoïde ; 1 avait eu seulement des oreillons, 1 une orchite sans oreillons, et 4 des orchites avec oreillons. On n'a donc pas affaire à une manifestation fruste de l'affection typhoïde.

La plupart des auteurs rapprochent les oreillons des fièvres éruptives, et M. le professeur Colin a lu dernièrement à la Société médicale des hôpitaux une note à ce sujet, où il insiste sur les similitudes épidémiques et cliniques qui rapprochent les oreillons des fièvres éruptives (1).

Nos recherches de thermométrie appuient cette manière de voir, la défervescence dans l'orchite symptomatique des oreillons ressemble à celle de la rougeole et de la varioloïde, mais l'analogie devient encore plus frappante en considérant la marche fébrile d'une affection voisine des fièvres éruptives, l'érysipèle (2). Dans les deux maladies, érysipèle et oreillons, la fièvre passe avant l'état local, se termine par une défervescence rapide qui met fin à la maladie proprement dite, et dans les deux cas un abaissement prolongé de la température au-dessous de la normale peut succéder à la chute de la fièvre.

En outre, dans les deux affections, on rencontre des cas abortifs et légers, d'autres apyrétiques, d'autres enfin, ma-

---

(1) Colin, *Union médicale*, mars 1876.

(2) Voir les tracés donnés par Wunderlich, planche V de son *Traité de la température dans les maladies.*

nifestation d'un ordre plus élevé, avec fièvre à marche déterminée. De plus, nous voyons l'érysipèle et l'oreillon se présenter à l'état épidémique limité, avec contagiosité faible,
difficile à saisir, et variable suivant les lieux et les épidémies.

Nous considérons donc les oreillons comme formant une
entité morbide distincte devant prendre place dans le cadre
nosologique à la suite des fièvres éruptives auprès de l'érysipèle. Les oreillons, maladie générale, donnent lieu à
des manifestations d'ordre plus ou moins élevé dont l'ex-
pression la plus complète est la fièvre testiculaire, « febris
testicularis » de Morton. Celle-ci indique toujours une action
plus intensive de la maladie, une évolution plus complète
du mal.

Chez la femme, comme on pouvait le prévoir par analogie, la fièvre correspond à la fluxion ovarienne.

M. Padieu, professeur de clinique à l'Ecole de médecine
d'Amiens, nous a communiqué le fait suivant : Au mois de
mai 1877, après avoir soigné son enfant, Mme *** fut atteinte
à son tour d'oreillons. Au bout de quatre à cinq jours, sans
disparition de la tuméfaction parotidienne, elle fut prise de
douleurs abdominales comparées à celles qui accompagnent
la dysménorrhée ; en même temps apparaissait la fièvre.
M. Padieu constata un certain empâtement de la région
ovarienne droite avec sensibilité à la pression.

Au cinquième jour la fièvre était tombée, et les accidents
locaux disparaissaient.

Paris. — Imprimerie de J. DUMAINE, rue Christine, 2.